POSITION ÉLEVÉE DE L'OMOPLATE

DE CAUSE MUSCULAIRE

DANS

L'HYSTÉRIE INFANTILE

PAR

Le Dr Isidore LOUIS

LYON

A. REY & Cie, IMPRIMEURS ÉDITEURS DE L'UNIVERSITÉ

4, RUE GENTIL, 4

1901

POSITION ÉLEVÉE DE L'OMOPLATE

DE CAUSE MUSCULAIRE

DANS

L'HYSTÉRIE INFANTILE

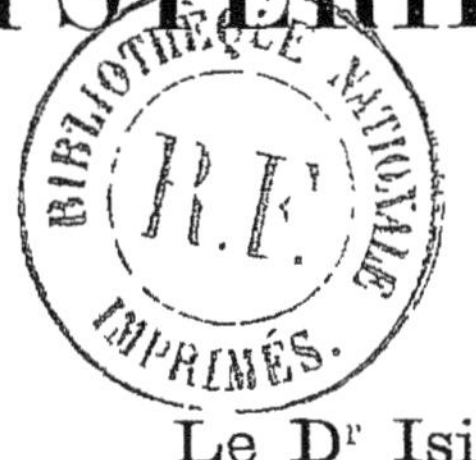

PAR

Le Dr Isidore LOUIS

LYON

A. REY & Cie, IMPRIMEURS ÉDITEURS DE L'UNIVERSITÉ

4, RUE GENTIL, 4

1901

POSITION ÉLEVÉE DE L'OMOPLATE
DE CAUSE MUSCULAIRE

DANS

L'HYSTÉRIE INFANTILE

POSITION ÉLEVÉE DE L'OMOPLATE

DE CAUSE MUSCULAIRE

DANS

L'HYSTÉRIE INFANTILE

CHAPITRE PREMIER

OBSERVATIONS

OBSERVATION I (personnelle).

(Service de M. Nové Josserand.)

Pauline L., treize ans, juin 1900.

La mère qui amène sa fillette est bien portante. Elle a eu trois enfants, un garçon de santé robuste, nous dit-elle, mais qui a des tics nerveux ; un autre mort à trois ans et demi du croup, et la malade qu'elle nous présente. Le père est d'une santé assez bonne, mais est manifestement nerveux ; il n'a jamais eu de crises, mais son état psychique indique nettement un névropathe. Pas de syphilis ni d'alcoolisme.

Notre malade a eu la rougeole et la coqueluche, et, il y a cinq ans, a été soignée pour de la chorée, qui a laissé quelques traces qui consistent en tressaillements involontaires et en certains tics de la face.

Il y a huit jours, la mère a remarqué que l'enfant avait l'épaule gauche plus volumineuse que l'autre. On ne peut savoir si l'apparition de cette déformation a été brusque ou bien progressive.

En examinant l'enfant, on constate, en effet, que l'épaule gauche est plus haute et plus épaisse qu'à droite, et la cause de cette déformation se voit manifestement dans un déplacement de l'omoplate. Cet os est d'abord fortement remonté, au point que son épine vient presque atteindre le bord libre de l'épaule ; il a subi en outre un mouvement de bascule, abaissant son angle externe, et assez prononcé pour que son bord spinal soit devenu presque horizontal ; enfin, sa partie supérieure est un peu inclinée en avant, d'où la saillie de l'angle inférieur qui se détache à la surface du dos.

Cette attitude vicieuse est habituelle, mais à certains moments elle s'exagère ; on voit alors le muscle rhomboïde et trapèze durcir et faire sous la peau un relief appréciable à la vue et au toucher. Le moignon de l'épaule s'élève alors très sensiblement dans son ensemble.

D'autre part, la position anormale de l'omoplate n'est pas fixe. En dehors des moments de contracture, il est facile par des pressions de ramener l'os à sa place, il y revient même spontanément pendant certains mouvements, par exemple celui d'abduction des deux bras à angle droit. Mais, dès que la pression cesse, on voit l'os remonter doucement et reprendre sa position vicieuse.

On note de plus une légère scoliose totale à convexité gauche, occasionnant un peu d'exagération de la courbure des côtes dans la partie moyenne gauche du thorax.

19 octobre 1901. L'enfant que la mère nous ramène ne présente plus du tout les mêmes déformations. La contracture que nous avons signalée n'existe que d'une façon passagère et seulement sous l'influence d'une émotion ou d'une contrariété.

Par contre, la scoliose a sensiblement augmenté, en gar-

INTRODUCTION

M. le professeur agrégé Nové-Josserand a bien voulu nous donner l'idée première de ce modeste travail ; qu'il nous permette de lui exprimer toute notre respectueuse gratitude pour la bienveillance avec laquelle il nous a toujours accueilli.

Nous demandons à M. le professeur Fochier qui nous fait l'honneur d'accepter la présidence de notre thèse, de vouloir bien recevoir l'expression de nos sincères remerciements.

Nous avons recueilli trois cas d'élévation et de déviation de l'omoplate que l'on ne peut rattacher à la scoliose, et qui, observés chez des enfants atteints de névropathie, nous ont fait penser qu'il pouvait y avoir une relation entre ces deux affections.

Nous aurons pour but, dans ce travail, de montrer que chez les enfants névropathes il peut exister des anomalies de position de l'omoplate, de cause musculaire, qui doivent être distinguées de la scoliose vulgaire et des autres vices de position de cet os.

Après avoir rapporté nos trois observations et dégagé les points qui leur sont communs et montré aussi les oppositions, de façon à indiquer l'histoire clinique de la maladie, nous séparerons cette variété d'élévation de l'omoplate, de l'élévation dite congénitale et de l'élévation dite symptomatique de la scoliose. Nous verrons alors quelle est la nature vraie de ce trouble.

Mais avant de commencer cette thèse, nous sommes heureux d'adresser nos remerciements les plus sincères à tous nos maîtres et professeurs pour les bonnes leçons que nous en avons reçues.

---

normale, lorsqu'on exerce sur elle une pression soutenue, ou bien lorsque l'enfant est distraite, parfois au cours de certains mouvements, ou même spontanément. Mais bientôt la déformation reparaît.

On se rend compte aussi que l'attitude anormale de l'os est due à une contracture du rhomboïde et peut-être de l'angulaire; on voit et on sent, en effet, le premier de ces muscles faire un relief manifeste et durcir au moment où l'omoplate remonte, et cet état de contraction persiste indéfiniment avec les mêmes caractères.

La participation de l'angulaire peut être soupçonnée, parce qu'on sent, en palpant le cou, une corde rigide, assez appréciable au dessous du trapèze. Les autres muscles sont sains. Les mouvements de l'épaule sont intacts.

Sans avoir des stigmates bien nets d'hystérie, l'enfant est manifestement une névropathe : elle en a l'allure et le caractère. Elle n'a plus de mouvements choréiques habituels, mais en présente sous des influences morales.

Au cours d'un second séjour à Giens, l'enfant eut une nouvelle otorrhée, à la suite de laquelle il survint une douleur fixe, spontanée et à la pression, siégeant dans la région mastoïdienne, sans autre signe de mastoïdite. La trépanation, faite en janvier 1901, montra que cette apophyse était absolument saine. A l'occasion de cet accident, cette enfant fut soumise à l'examen de M. Lannois[1], qui en fit publier l'observation dans la thèse du Dr Chavanne, en l'interprétant comme une mastoïdite hystérique,

On fit, à ce moment, un examen très complet au point de vue nerveux, nous le transcrivons ici : « La malade, dit le

[1] Nous remercions vivement M. Lannois des renseignements qu'il a bien voulu nous servir sur cette malade et sur tout notre travail.

Dr Chavanne, n'a jamais eu de crise histérique, mais fréquemment elle éprouve à la gorge une sensation de constriction. A l'examen somatique, on trouve : de la sensibilité cutanée, de l'hémihypoesthésie droite sur les membres et le tronc, sensibilité normale des deux côtés de la face

« Sensibilité des muqueuses normale des deux côtés, par tout, sauf au pharynx où elle est diminuée des deux côtés. Zones hystérogènes sus mammaires et ovariennes.

« Pas de rétrécissement du champ visuel, pas de diplopie, pas de dyschromatopsie, un peu d'hypermétropie de l'œil droit . »

L'algie mastoïdienne guérit complètement à la suite de quelques cathétérismes de la trompe aidés de suggestion.

Nous avons revu cette malade le 17 octobre 1901. Depuis environ six mois elle se plaint de douleurs qu'elle localise le long de la colonne dorsale, dans un espace assez étendu et sans déterminer de point fixe. Ces douleurs sont très variables dans leur apparition. Elles font quelquefois défaut pendant plusieurs jours, et semblent un peu exagérées par le travail.

A l'examen on constate que la déformation de l'épaule n'existe plus ; l'omoplate a repris sa place normale, et il ne persiste plus qu'une très légère élévation de l'épaule droite. Elle peut, dit la mère, se reproduire passagèrement sous des influences morales. Le dos rond persiste, peu accentué, mais là scoliose a à peu près complètement disparu. Les douleurs ayant fait penser à la possibilité d'un mal de Pott, on note que la pression est légèrement douloureuse au niveau de l'apophyse épineuse de la sixième dorsale ; mais il n'existe à ce niveau aucune déformation vertébrale. Le dos est parfaitement souple dans les mouvements de flexion en avant et sur les côtés ; la flexion en arrière est un peu gênée, et l'enfant ne peut exécuter ce mouvement dant son caractère de scoliose totale à convexité gauche. Elle s'accompagne d'une torsion assez prononcée dans toute la région lombaire à gauche. La seule différence entre les deux omoplates est que, quoique toutes deux au même niveau, l'omoplate gauche s'écarte peut-être un peu plus en dehors.

Nous devons signaler aussi une légère atrophie du côté gauche de la face.

Nous questionnons la mère sur l'état psychique de son enfant et elle nous apprend qu'elle a une grande facilité pour rire et pleurer, sa fillette apprend vite et désapprend aussi vite; à son atelier, où elle est en apprentissage, elle se fait remarquer par sa légèreté. Toute jeune, l'enfant était très émotive.

Nous insistons aussi pour savoir comment a débuté l'affection qui lui a fait conduire sa fillette à la Charité, mais nous ne pouvons obtenir que de vagues renseignements, la mère s'est aperçue, par hasard, de la déformation de l'épaule, et ce n'est qu'en la voyant augmenter qu'elle se décide à la mener à la consultation.

La petite malade semble avoir des zones d'hyperesthésie, mais elles sont difficiles à constater, la fillette ne donnant pas d'indications.

Il n'y a pas d'anesthésie laryngée ni conjonctivale. Des crises de toux sans expectoration, ni signes stéthoscopiques.

OBSERVATION II (Personnelle).

(Service de M. Nové Josserand.)

Marie P..., treize ans.

Pas d'antécédents héréditaires, le père et la mère sont en

excellente santé ; ni siphylis, ni alcoolisme, ni tuberculose, un frère en bonne santé.

A l'âge de trois ans, l'enfant reçut un coup de pied de vache au niveau de la région mastoïdienne. Elle ressentit, pendant longtemps, des douleurs assez vives du côté.

A quatre ans, elle fut atteinte d'une chorée pour laquelle elle fit un séjour à la Charité. Un an après, la mère remarqua que l'épaule droite était plus haute que celle du côté gauche. On pensa d'abord à un début de scoliose, pour laquelle l'enfant suivit pendant quelque temps des exercices de gymnastique. Elle fit ensuite un séjour à Giens, pendant lequel elle eut une otorrhée qui céda à un traitement simple.

Cependant, comme la déformation paraissait augmenter, elle fut amenée de nouveau à la Charité, au mois de mai 1900[1].

L'enfant est bien développée et paraît jouir d'une bonne santé générale. L'examen du dos montre un degré assez prononcé de dos rond, avec une très légère scoliose dorsale à convexité droite. Mais l'attention est attirée surtout par la déformation de l'épaule droite, qui est tout à fait hors de proportion avec cette scoliose légère. L'omoplate est, en effet, fortement remontée, plus haute que celle du côté opposé de 3 centimètres environ, et elle a subi de plus un mouvement de bascule, par suite duquel l'angle externe est fortement abaissé et le bord axillaire tend à devenir horizontal, tandis que l'angle inférieur fait une saillie assez forte et se rapproche de la ligne épineuse.

Cette attitude est habituelle, mais non absolument permanente : l'omoplate revient à une position à peu près

[1] Elle a été présentée à la Société de chirurgie de Lyon, dans sa séance du 10 mai 1900.

de nouveau confiée à mes soins le 20 septembre 1873.

A cette époque, ayant soumis d'une manière méthodique à l'électrisation localisée les différents muscles de l'épaule, je constatais, en faradisant le grand dentelé, que le scapu lum reprenait sa place normale et que toute trace de difformité disparaissait immédiatement. Dans l'incertitude où je me trouvais alors d'avoir affaire soit à une parésie, ou tout au moins à une diminution de la tonicité du grand dentelé, soit à une contracture des muscles de l'épaule, muscles élévateurs, et en partie de la portion moyenne du trapèze qui va s'attacher à l'épine du scapulum, j'instituai un traitement mixte et destiné à attaquer ces deux éléments possi bles de la difformité.

Je pratiquai chaque jour la faradisation du faisceau principal du grand dentelé, et, d'autre part, je fis passer pendant plusieurs heures de la journée, dans les muscles élévateurs du scapulum, le courant descendant de deux éléments de Daniel à petite surface. En même temps, douche de vapeur et massage.

J'eus recours de plus, pour combattre l'élément contracture, aux injections intra musculaires de sulfate d'atropine à la dose de II, puis de IV gouttes d'une solution au centième, une ou deux fois par semaine.

Ce traitement n'amène d'abord qu'un résultat passager, et ce n'est que vers la fin de décembre, à la suite d'une injection de sulfate d'atropine, dont la dose avait été portée à VI gouttes, que l'omoplate avait baissé sensiblement, et que cet abaissement se maintenait d'une façon permanente. L'enfant, de son côté, accusait plus de liberté dans les mouments de l'épaule, mais rien ne faisait soupçonner la dis parition prompte et complète de la difformité, lorsque, le 28 décembre, en exécutant, dans un but d'amusement, quelques exercices de gymnastique qu'elle avait auparavant souvent exécutés, elle sentit dans l'épaule droite un craquement assez fort, également perçu à distance par les personnes qui l'entouraient, et s'écria que son épaule avait repris sa place et qu'elle était guérie.

Prévenu immédiatement, je constatais que le scapulum occupait sa place normale et que toute trace de difformité avait disparu comme par enchantement.

Aujourd'hui (avril 1876), Mlle X... est dans un état des plus satisfaisants et peut être considérée comme définitivement guérie.

Note. — Nordstrom *(Traité du massage*, 1895) rapporte une observation de Bergluid, dans laquelle il y avait une contracture combinée du trapèze, du rhomboïde et de l'angulaire.

A notre grand regret, nous n'avons pas pu nous procurer cette observation.

qu'en prenant une attitude scoliotique assez prononcée, à convexité droite. L'enfant est nonchalante et paraît avoir de l'appréhension pour courir et sauter.

Malgré ces quelques troubles fonctionnels, l'hypothèse d'un mal de Pott est peu vraisemblable en raison des antécédents névropathiques très nets de cette enfant, et du fait que tous les symptômes persistent depuis plusieurs mois sans avoir subi une aggravation appréciable.

OBSERVATION III

Pravaz, *Lyon médical*, 1874.

Une jeune fille de Lyon, dit le Dr Pravaz, âgée de qua torze ans, m'est adressée au mois d'avril 1873 par le Dr Lacour, médecin de l'hospice de l'Antiquaille, pour une difformité dont le début remontait au commencement du mois de janvier précédent.

A la suite d'une émotion morale vive, on avait observé chez cette enfant, d'une sensibilité nerveuse excessive, un changement graduel dans l'habitude extérieure, et l'on avait vu se développer une difformité offrant les caractères d'une scoliose de la nature la plus grave. La déformation avait fait de rapides progrès, lorsque l'enfant me fut confiée le 2 mai 1873.

A cette époque le tronc présentait par derrière l'aspect suivant :

Le rachis décrivait une double inflexion avec courbure principale supérieure à convexité tournée à droite. Le demi-thorax droit offrait une voussure très prononcée, tandis que le demi-thorax gauche paraissait au contraire comme échancré. La hanche gauche était fortement saillante et, par suite de l'inclinaison totale du tronc à droite, paraissait plus élevée que la droite, comme il arrive à la dernière période de la scoliose.

Mais le phénomène le plus remarquable était l'élévation extrême de l'omoplate droite, qui avait exécuté un mouvement de bascule autour de son angle interne et supérieur, par suite duquel l'épine du scapulum était devenue très oblique de bas en haut et de dedans en dehors. L'angle interne et inférieur du même os faisait en même temps une saillie très prononcée, même à travers les vêtements de l'enfant et semblait comme détachée des parois thoraciques.

En examinant les parties latérales du cou, on pouvait de plus constater que ses deux moitiés n'étaient pas symétriques. On percevait, en outre, par le toucher, une résistance et une dureté particulière des muscles de la région cervicale du côté droit et spécialement du trapèze, qui étaient douloureux à la pression.

Au point de vue des fonctions de locomotion, l'enfant n'accusait qu'une certaine gêne dans les mouvements de l'épaule droite.

Les commémoratifs et surtout la rapidité du développement de la difformité me firent penser, dès le début, qu'il s'agissait dans ce cas d'une affection purement musculaire. Mais en présence de l'extrême déviation du rachis, je ne fus pas immédiatement fixé sur le siège précis de la lésion, et les premiers essais de traitement n'ayant amené aucun résultat, la mère de l'enfant, effrayée des progrès constants de la difformité, se décida à conduire sa fille aux eaux de Salins près Moutiers, et l'enfant quitta momentanément l'établissement.

Un traitement thermal d'une durée d'un mois environ n'ayant également produit aucune amélioration, l'enfant fut

CHAPITRE II

HISTOIRE CLINIQUE DE LA MALADIE

Nos trois observations se rapportent à des fillettes adolescentes, et il semble, ce qu'il est difficile d'affirmer, que l'affection date de la seconde enfance ou de l'adolescence. Le début en est insidieux, la déformation n'est vue que par hasard.

Dans les antécédents personnels de nos malades, nous trouvons pour nos deux observations la chorée, et pour celle de Pravaz « une sensibilité nerveuse excessive ».

La chorée et le nervosisme ont donc, dans nos trois cas, été le prélude de l'affection, nous verrons plus tard qu'ils en sont probablement la cause.

Dans les observations I et II, la chorée n'a pas disparu complètement, et nos deux malades présentent encore, lors de notre dernier examen, des mouvements choréiques que nous ne pouvons constater nous même, mais qui apparaissent sous des causes morales.

Chez notre malade de l'observation II, nous trouvons des stigmates nets de l'hystérie, stigmates à peine ébauchés chez la fillette de l'observation I, mais nous trouvons chez cette dernière toute une série de ces petits signes de l'hystérie chez les enfants et les adolescents, qui nous paraissent devoir la rapprocher de notre seconde malade. Dans l'observation de Pravaz nous ne pouvons retrouver l'hystérie, des recherches dans ce sens n'ayant pas été faites, mais, comme le dit l'auteur, le tempérament éminemment nerveux de l'enfant, les antécédents évidemment hystériques, tels que toux spasmodique, crises nerveuses de diverses formes qu'elle avait présentés, ne peuvent, il me semble, faire hésiter sur le diagnostic d'hystérie.

Caractères de la déformation.

Dans nos trois observations, les symptômes présentent une similitude remarquable. L'omoplate est élevée, et cette élévation est évidemment le fait principal. C'est elle qui, produisant l'élévation de l'épaule et faisant paraître celle-ci plus épaisse, fait naître, en somme, la déformation pour laquelle on vient demander conseil.

Mais cette élévation n'est jamais pure ; dans les trois cas aussi, l'omoplate subit en même temps un mouvement de bascule qui abaisse son angle externe, au point que son bord axillaire d'oblique devient franchement horizontal. Enfin, dans l'observation I, il y avait de plus un déplacement en avant du bord supérieur de l'os, par suite duquel l'angle inférieur plus saillant se dessinait à la surface du dos.

Le caractère essentiel de ce déplacement de l'omoplate est de n'être pas fixe. En saisissant l'os avec la main, on parvient aisément à le ramener à sa place normale, et même à l'y faire rester quelques instants si l'on détourne l'attention de l'enfant. Abandonné à lui-même, il regagne sa position vicieuse. Le même phénomène se produit pendant les mouvements volontaires, lorsqu'on prescrit, par exemple, à l'enfant de tenir les bras en croix. Puis le mouvement terminé, l'omoplate remonte et bascule de nouveau. Nous montrerons plus loin quelle est l'importance de ce symptôme, pour différencier les faits que nous étudions des autres variétés d'élévation de l'omoplate.

Lorsque l'omoplate, abaissée artificiellement par l'un des moyens que nous venons d'indiquer, remonte, on voit nettement se produire une contraction musculaire le long de son bord interne et parfois au niveau de son angle supéro-interne. Cette contracture, qui se traduit par l'augmentation du relief et de la consistance du muscle, peut persister ; elle peut, au contraire, n'être plus apparente lorsque l'omoplate est fixée dans sa position anormale. Nous chercherons plus loin à fixer quels muscles sont en jeu.

Dans nos trois observations, on a noté une scoliose concomitante. Celle ci était légère dans nos deux cas ; dans le premier, elle a continué à s'accroître, bien que la position anormale de l'os ait disparu, montrant bien qu'il n'y a aucune relation directe entre ces deux manifestations.

Dans le second, elles ont disparu simultanément.

Dans son observation, Pravaz parle d'une scoliose en S, considérable. On pourrait se demander s'il ne s'agissait pas aussi d'une véritable scoliose hystérique, car elle aurait disparu au moment où l'omoplate a repris sa position normale.

Leur curabilité a été probablement spontanée, car dans nos deux observations aucun traitement n'a été institué, et le moyen curatif employé par Pravaz ne semble pas avoir eu grande action.

CHAPITRE III

DIAGNOSTIC DIFFÉRENTIEL

A. De l'élévation dite congénitale.

Les faits que nous venons de décrire se différencient assez nettement du déplacement de l'omoplate que l'on a décrit ces dernières années sous le nom d'élévation dite congénitale. Dans cette dernière maladie, la position de l'omoplate est à peu près semblable à celle que nous avons notée : élévation bascule, mais elle est stable, permanente. L'omoplate, sans doute, n'est pas absolument immobile, elle exécute des mouvements relativement étendus, mais on ne peut la ramener exactement à sa place, elle reste déplacée pendant les différents mouvements de l'épaule et a même généralement pour effet de limiter ces mouvements dans le sens de l'abduction. Ici, nous avons au contraire une mobilité bien plus grande de l'os, qui lui permet de s'abaisser facilement jusqu'à reprendre sa place, parfois sous l'influence seulement de la volonté.

De plus, dans nos observations, les mouvements de l'épaule n'ont jamais été gênés. On n'a pas noté davantage de déformations, incurvations, atrophies de l'omoplate, ce qui a fait penser que son déplacement était congénital. Enfin, et surtout dans l'élévation dite con génitale, la position anormale de l'omoplate est définitive. On la voit persister invariable et on la retrouve chez des gens âgés. Les faits que nous rapportons, au contraire, concernent des déplacements temporaires, dynamiques, qui ont disparu complètement au bout d'un temps variable, laissant après eux un état absolument normal. Tout ceci doit nous faire différencier notre affection de celle que nous venons de décrire.

B. De l'élévation symptomatique de la scoliose.

La scoliose se montre surtout dans la seconde enfance ou au début de l'adolescence, c'est-à-dire de huit à treize ans. Elle est infiniment plus fréquente dans le sexe féminin.

Dans la première enfance, la scoliose est due en grande partie au rachitisme, et présente sa convexité indifféremment à droite ou à gauche. Dans l'adolescence, la convexité de la courbure scoliotique à la région dorsale est presque toujours tournée du côté droit. Ce qu'il faut incriminer chez les jeunes filles qui présentent cette dernière variété de scoliose, c'est la faiblesse de constitution, la chlorose, qui fait souvent son apparition au moment de l'établissement de la fonction menstruelle, et aussi l'hérédité qui se rencontre très souvent. Il faut y joindre les attitudes vicieuses.

Le début de la scoliose est généralement fort insidieux. La santé générale est languissante, les enfants pâlissent, supportent mal la fatigue. Enfin, on remarque qu'ils prennent l'habitude de se mal tenir. On dit alors que les jeunes filles atteintes de scoliose ont l'épaule droite un peu forte.

Si l'on examine alors la face postérieure du thorax, le sujet étant debout, on reconnaît cette saillie de l'omoplate du côté droit ; on constate de plus le relief formé sur la partie latérale droite de la région dorsale par les muscles spinaux, tandis qu'à la région lombaire c'est l'inverse.

A la seconde période, tous les caractères que nous venons d'indiquer s'exagèrent, mais on constate surtout l'existence d'une courbure sigmoïde très prononcée du rachis, courbure surtout appréciable, le sujet debout et penché en avant.

Dans la troisième période, c'est la rotation des vertèbres qui domine, et à ce moment apparaît d'une façon très manifeste la gibbosité. Comme le dit Bouvier : « Jusque-là le sujet peut passer pour avoir une épaule forte ; il ne peut plus désormais échapper à la qualification de bossu. »

La déformation de l'épaule consiste surtout en une élévation du scapulum, quelquefois accompagnée d'un léger mouvement de rotation autour de son angle supérieur et interne. Cette élévation proportionnelle au degré de déviation du rachis est permanente, mais peut être corrigée momentanément par l'action des muscles, par la pression des mains.

Arrivée à ce degré extrême, la difformité ne va pas sans causer des troubles fonctionnels plus ou moins marqués.

La marche de la scoliose est tout à fait chronique, l'affection depuis son début, au moment de la seconde enfance ou de l'adolescence, progresse constamment jusqu'au développement complet du squelette. L'affection livrée à elle-même a toujours tendance à s'aggraver, et tout ce qui affaiblit la constitution peut augmenter la déformation.

L'élévation et la déviation que nous trouvons dans nos observations n'est pas sans quelques analogies avec celle que nous venons de décrire dans la scoliose, surtout au début.

Dans l'une et l'autre affection l'âge des malades est le même, le début est insidieux, la déformation permanente peut être corrigée momentanément par l'action des muscles, la pression des mains, les mouvements volontaires.

Mais ce que nous ne retrouvons plus dans la déformation consécutive à la scoliose, c'est cette élévation considérable qui a nous frappé chez nos fillettes et ce mouvement de bascule qui généralement fait défaut dans la scoliose ou est beaucoup moins marqué.

Chez nos malades au contraire de la scoliose, avec une déformation légère ou presque nulle du rachis, il y a une élévation considérable de l'omoplate avec bascule de cet os.

CHAPITRE IV

VÉRITABLE NATURE DE LA MALADIE

A quoi devons-nous attribuer les déformations que nous avons observées, sont-elles dues à une contraction ou à une paralysie d'un groupe musculaire déterminé, ou d'un seul muscle ? La physiologie des muscles, d'après Duchenne de Boulogne, agissant sur le scapulum pourra nous éclairer sur cette question.

Physiologie des muscles agissant sur l'omoplate.

L'omoplate est sollicitée dans ses déplacements par neuf muscles que nous passerons successivement en revue.

I. **Trapèze.** — Le trapèze, animé par des ramifications du plexus cervical, comprend trois portions : une portion respiratrice, une portion élévatrice, et une portion adductrice. Etudions les séparément.

Sous l'influence de l'excitation électrique, la portion respiratrice ou portion claviculaire, celle qui du tiers externe de la clavicule se rend à la ligne courbe supérieure de l'occipital, incline vivement la tête du côté excité, en lui imprimant un mouvement de rotation par lequel le menton est porté du côté opposé ; c'est seulement lorsque l'inclinaison de la tête atteint son maximum qu'elle produit un mouvement d'élévation de la clavicule et du moignon.

La contraction énergique des muscles qui s'opposent au mouvement d'inclinaison de la tête n'arrivent pas à empêcher cette inclinaison, qui est alors plus légère.

Si l'on fait contracter simultanément chaque portion claviculaire, la tête se renverse directement en arrière.

Les portions claviculaires du trapèze agissent donc principalement sur la tête et n'élèvent que faiblement l'épaule.

Les faisceaux de la portion moyenne du trapèze, ou portion élévatrice, s'attachent en dedans de l'acromion et à la moitié externe de l'épine du scapulum. Ils produisent un double mouvement : 1° un mouvement d'élévation de l'acromion par lequel l'angle inférieur de l'omoplate s'éloigne de la ligne médiane, 2° un mouvement en masse du scapulum qu'ils élèvent.

Les faisceaux de la portion adductrice, portion inférieure du trapèze, qui s'attachent à la moitié interne de l'épine de l'omoplate, élèvent très peu l'angle externe mais, en revanche, rapprochent puissamment l'omoplate vers la ligne médiane.

Lorsque l'action électrique est dirigée sur la portion inférieure du trapèze, c'est à-dire sur les faisceaux qui s'attachent au bord spinal de l'omoplate, l'angle interne, du scapulum s'abaisse de 1 ou 2 centimètres et, à un plus haut degré de contraction, le bord spinal se rapproche du plan médian de 3 ou 4 centimètres, pendant que le moignon de l'épaule est rejeté obliquement en arrière et en haut.

La contraction en masse du trapèze fera exécuter tous les mouvements que nous avons décrits, c'est à dire que l'omoplate s'élève par un mouvement composé, de rotation sur son angle interne et d'élévation en masse, pendant que son bord spinal s'approche de la ligne médiane et que le moignon de l'épaule s'efface d'avant en arrière et de dehors en dedans, la tête étant renversée alors en arrière et tournée du côté opposé,

La contraction de la portion inférieure du trapèze et des faisceaux qui s'attachent à la moitié interne de l'épine du scapulum et à l'acromion, rapproche du plan médian le bord spinal de cet os; l'expérimentaiton électro physiologique nous l'a confirmé; mais ce que cette expérimentation n'a pu nous apprendre, c'est que, si ces faisceaux du trapèze sont atrophiés, le scapulum s'éloigne d'autant plus de la ligne médiane que l'atrophie est plus avancée, et cela malgré l'intégrité des autres portions de ce muscle, malgré la conservation du rhom boïde et de l'angulaire de l'omoplate. Cet écartement, qui chez l'adulte est normalement de 5 à 6 centimètres, peut en atteindre 10 ou 12.

Ces faits sont démontrés par des observations cli niques dont le diagnostic avait été porté d'après l'exploration électrique.

Lorsque l'atrophie du trapèze est complète, on voit le moignon de l'épaule basculer, de telle façon que son angle externe se trouve à 2, 3, 4 centimètres au-dessous de son angle interne. L'angle inférieur s'élève alors en proportion de l'abaissement de l'angle externe et se rapproche de la ligne médiane en faisant une saillie sous la peau. Le bord axillaire devient horizontal.

Si l'angulaire de l'omoplate était atrophié aussi, le scapulum s'abaisserait en masse sans exécuter le moindre mouvement de bascule.

Le poids du membre supérieur, la force tonique des pectoraux et du grand dorsal, telles sont les causes qui produisent l'abaissement de l'épaule et de l'omoplate consécutivement à l'atrophie de la portion moyenne du trapèze, et cela malgré la conservation de la portion claviculaire du trapèze et de la portion inférieure du grand dentelé, congénères des faisceaux qui s'attachent à l'acromion et à la moitié externe de l'épine de l'omoplate.

II. **Rhomboïde.** — Si les réophores sont placés sur les faisceaux les plus supérieurs du rhomboïde, le scapulum exécute un mouvement oblique et en masse de bas en haut et de dehors en dedans.

Si l'on fait contracter à la fois tous les faisceaux du rhomboïde, le scapulum tourne sur son angle externe qui reste fixe ; puis, dans un second temps, cet os est porté en masse dans l'élévation directe.

Au maximum de contraction de ce muscle, on constate : 1° que l'angle interne s'est élevé de 1 à 3 centimètres, et l'acromion de 1 à 1 centimètre et demi ; 2° que le bord spinal de cet os a pris une direction oblique de haut en bas et de dehors en dedans, de manière que son angle interne se trouve à une distance plus grande de la ligne médiane, tandis que son angle inférieur en est très rapproché.

Lorsque la portion inférieure du trapèze et le rhomboïde sont à la fois atrophiés, la gouttière que l'on voit entre le bord spinal de l'omoplate et la colonne vertébrale se creuse davantage ; en faisant porter au malade les bras horizontalement en avant, cette gouttière disparaît.

Enfin, la perte de la force tonique du rhomboïde produit un déplacement de l'angle inférieur de l'omoplate en dehors et en avant. L'innervation de ce muscle se fait par des branches du plexus brachial.

III. **Angulaire de l'omoplate.** — Ce muscle est lui aussi innervé par des branches du plexus brachial. Sous l'influence de l'excitation électrique, on voit le scapulum tourner légèrement sur son angle externe qui reste fixe, de façon que les deux autres angles s'élèvent de 1 centimètre à 1 centimètre et demi. L'inférieur se rapproche de la ligne médiane en faisant une légère saillie sous la peau.

Après ce mouvement, l'épaule se lève en masse de 2 à 3 centimètres, et la tête s'incline légèrement du côté excité.

L'atrophie de l'angulaire n'amène pas l'abaissement de l'angle interne du scapulum par la prédominance du grand dentelé ; le rhomboïde suffit alors probablement à modérer l'action de ce dernier.

En résumé, l'angulaire, comme le rhomboïde, fait tourner le scapulum sur son angle externe qui reste fixe, et non pas autour d'un axe central fictif comme on l'a dit souvent.

Si à l'atrophie de l'angulaire s'ajoute celle de la

portion moyenne du trapèze, l'angle externe et l'angle interne s'abaissent en même temps.

IV. **Grand dentelé.** — Ce muscle est innervé par une branche spéciale du plexus cervical, le nerf thoracique postérieur, nerf exposé aux traumatismes et aux refroidissements.

L'excitation du faisceau qui constitue la portion inférieure du grand dentelé imprime à l'omoplate un mouvement de rotation sur son angle interne, par suite duquel l'acromion s'élève, tandis que l'angle inférieur est porté en avant et en dehors.

Après son mouvement de rotation l'omoplate s'élève en masse, de la même manière que par la contraction de la portion moyenne du trapèze.

Par la contraction en masse de tous les faisceaux du grand dentelé par l'excitation directe de son nerf propre au-dessus de la clavicule, l'omoplate se porte en masse en avant, en dehors et en haut, de sorte que le bord spinal de l'omoplate s'éloigne de la ligne médiane de 2, 3 et même 4 centimètres, en tournant sur son angle interne. Il s'applique contre la paroi thoracique en faisant à la surface de la peau une dépression qui indique la direction un peu oblique de haut en bas et de dedans en dehors, du bord spinal de l'omoplate.

Les mouvements de rotation sur l'angle interne et d'élévation en masse de l'omoplate par le grand dentelé se compliquent, comme nous venons de le voir, d'un mouvement de totalité en avant et en dehors ; c'est ce qui n'a pas lieu sous l'influence des autres muscles.

Les atrophies du grand dentelé, très rares d'ailleurs,

n'amènent que peu de changement dans l'orientation du scapulum et dans sa place exacte ; beaucoup moins même qu'il ne semblerait en premier lieu. C'est ainsi que le moignon de l'épaule gardera sa position malgré l'atrophie du grand dentelé, pourvu que le malade ait conservé la portion moyenne de son trapèze. C'est à peine aussi si l'angle inférieur est attiré en haut et en dedans de 1 centimètre, et encore faut il que, dans ce cas, l'angulaire et le rhomboïde jouissent de toute leur force tonique.

Baümler a montré, au septième Congrès de neurologie et aliéniste de l'Allemagne du sud ouest en 1822, des photographies concernant un nouveau fait de paralysie isolée du grand dentelé. On voit que le bras pendant au repos, l'omoplate du côté malade est un peu élevée, son angle inférieur s'écarte de la paroi thoracique, tandis que le bord spinal de l'os demeure appliqué à la colonne vertébrale. Saillie prononcée du bord inférieur du rhomboïde, intégrité du trapèze.

Ces muscles sont les muscles qui appartiennent en propre au scapulum; à côté d'eux, d'autres concourent à d'autres fonctions, mais agissent aussi sur le scapulum, par leur contraction surtout, ou lorsque les muscles que nous avons passés en revue sont atrophiés ou manquent, nous les étudierons comme les pércédents.

I. **Deltoïde.** — Le deltoïde innervé par le nerf circonflexe est un nerf qui sert à l'élévation du bras, mais par ses attaches au scapulum, il imprime à ce dernier, surtout avec l'aide du grand dentelé, des mouvements que nous devons connaître.

Le faisceau du deltoïde, qui va de l'empreinte deltoïdienne à l'épine de l'omoplate, est oblique de dehors en dedans et d'avant en arrière ; on comprend dès lors qu'en se raccourcissant, il fasse tourner cet os sur son angle externe et écarte son bord spinal du thorax.

Le faisceau qui s'attache à l'acromion abaisse l'angle externe de l'omoplate et fait tourner cet os sur la tête de l'humérus de manière que ses angles interne et inférieur s'élèvent et que son angle inférieur se rapproche de la ligne médiane.

Le faisceau du grand dentelé qui s'attache au bord spinal de l'omoplate est destiné à maintenir contre le thorax le bord spinal de cet os, que le tiers postérieur du deltoïde tend à en écarter, tandis que le faisceau radié du grand dentelé agit avec une grande force sur l'angle inférieur de cet os, en sens contraire du faisceau acromial du deltoïde.

Comme on le voit, le deltoïde, quoique muscle élévateur du bras, agit aussi fortement sur les variations de position de l'omoplate, variations d'autant plus apparentes que l'on fait élever le bras du malade.

II. **Sus-épineux**. — De même que le deltoïde, la contraction du sus épineux produit une dépression de l'angle externe de l'omoplate et l'élévation de son angle inférieur qu'il rapproche de la ligne médiane.

III. **Sous-épineux, petit rond et sous-scapulaire**. — Ces trois muscles n'ont aucune action propre, soit par leur contraction, soit par leur atrophie, sur l'orientation du scapulum.

IV. **Grand dorsal.** — Le bras étant placé dans une direction parallèle à l'axe du tronc, si l'on faradise chacune des portions du grand dorsal on observe les mouvements suivants :

Le tiers supérieur du grand dorsal, après avoir attiré le bras en dedans et en arrière, approche l'omoplate de la ligne médiane de 2, 3 ou 4 centimètres. Le bord spinal reste parallèle à l'axe du tronc, mais il est plus saillant.

Les deux tiers inférieurs du grand dorsal abaissent le moignon de l'épaule, et cela d'autant plus qu'on se rapproche des faisceaux les plus inférieurs.

Le tiers supérieur du grand dorsal, excité simultanément des deux côtés, rapproche les omoplates l'une de l'autre en effaçant les épaules, tandis que les faisceaux inférieurs abaissent puissamment les épaules et produisent l'extension du tronc.

De ce qui précède il est facile de comprendre que par son atrophie, surtout lorsqu'en même temps existe celle du pectoral comme nous allons le voir, le grand pectoral qui est un muscle abaisseur du moignon, le scapulum s'élèvera d'autant plus que la portion supérieure du trapèze se contractera.

V. **Grand pectoral.** — Le grand pectoral, innervé par le grand thoracique antérieur du plexus brachial, peut se diviser en deux portions dont les jonctions sont bien distinctes.

La portion supérieure, constituée par le faisceau claviculaire et par celui qui s'insère à la première portion du sternum, sous l'influence de la faradisation localisée, portera obliquement en haut et en avant le moignon de l'épaule, en faisant serrer les bras contre les parois thoraciques.

La portion inférieure, au contraire, comprenant tous les faisceaux sternaux, les faisceaux costaux, etc., tire puissamment en bas le moignon de l'épaule. Comme le grand dorsal, par son atrophie, le grand pectoral laissera s'élever le moignon de l'épaule par prédominance du tiers moyen du trapèze.

IV. **Grand rond.** Ce muscle est innervé par le nerf sous scapulaire du plexus brachial.

Le membre supérieur étant au repos musculaire et tombant sur le côté du tronc, si l'on faradise le grand rond, on voit que la face interne du bras et le bord axillaire de l'omoplate sont rapprochés l'un de l'autre, le moignon de l'épaule est élevé, en même temps le bras est porté un peu en arrière et prend une attitude moyenne entre la rotation en dehors et la rotation en dedans.

Voilà passés en revue les différents muscles qui peuvent amener une déviation du scapulum soit par leur contraction, soit par leur atrophie, voyons maintenant quelles sont les principales propositions physiologiques qui ressortent des faits exposés.

Mouvement de l'épaule directement en haut.

L'élévation de l'épaule peut être produite par la contraction isolée d'un assez grand nombre de muscles ou de portions musculaires qui vont du tronc à l'omoplate. Nous pouvons les ranger dans l'ordre suivant d'après leur degré d'énergie pour exécuter ce mouvement : « La portion inférieure du grand dentelé, la portion moyenne du trapèze, la portion supérieure du grand pectoral, l'angulaire de l'omoplate et la portion claviculaire du trapèze. »

Mouvement de l'épaule en avant et en haut.

Ce mouvement est exécuté principalement par le tiers supérieur du grand pectoral quand il se fait sans effort.

Si ce mouvement éprouve de la résistance, le grand dentelé se contracte synergiquement avec le tiers supérieur du grand pectoral, et on voit alors le bord spinal de l'omoplate, sollicité par ce dernier muscle, s'appliquer solidement contre les parois thoraciques et entraîner l'omoplate en dehors et en haut, pendant que l'angle externe de cet os est attiré en avant et en haut par le tiers supérieur du grand pectoral.

Mouvements de l'épaule en dehors, en avant ou en arrière.

Les muscles dont l'action isolée rapproche les omoplates de la ligne médiane sont : la portion inférieure du trapèze et le faisceau de ce muscle qui naît dans la moitié interne de l'épine de l'omoplate, le rhomboïde et la portion supérieure du grand dorsal.

La portion supérieure du grand dorsal déprime l'omoplate de dehors en dedans et d'avant en arrière.

La portion inférieure du même muscle abaisse le moignon de l'épaule.

Attitude normale de l'omoplate.

C'est la résultante de toutes les forces combinées de ces muscles ou faisceaux musculaires qui décide de l'attitude de l'épaule.

La prédominance de force tonique de chaque faisceau musculaire entraîne donc l'omoplate dans sa direction.

Attitude de l'omoplate pour chacune de nos observations.

Ce long résumé physiologique nous était nécessaire pour comprendre nos déformations et pour en trouver la vraie cause.

Dans notre première observation l'omoplate est fortement remontée, au point que son épine vient presque atteindre le bord libre de l'épaule ; il a subi en outre un mouvement de bascule abaissant son angle externe et assez prononcé pour que son bord spinal soit devenu presque horizontal ; enfin, sa partie supérieure est un peu inclinée en avant, d'où la saillie de l'angle inférieur qui se détache à la surface du dos. Cette déformation peut dépendre, comme nous venons de le voir, soit de l'atrophie du grand dentelé, soit au contraire de la contracture du rhomboïde et du trapèze.

Dans notre seconde observation, l'omoplate est aussi

fortement remontée, plus haute que celle du côté opposé de 3 centimètres environ, et elle a subi de plus un mouvement de bascule, par suite duquel l'angle externe est fortement abaissé et le bord axillaire tend à devenir horizontal, tandis que l'angle inférieur fait une saillie assez forte et se rapproche de la ligne épineuse.

La paralysie du grand dentelé pourrait ici encore amener cette déformation, mais non la paralysie complète, car dans ce cas l'angle inférieur, tout en étant saillant, s'éloignerait de la ligne médiane.

La contraction du rhomboïde, aidée par celle de l'angulaire, nous donne une déformation semblable en tous points avec celle que nous avons observée.

Dans notre troisième observation nous retrouvons la même déformation que dans la première : élévation extrême de l'omoplate droite, qui a exécuté un mouvement de bascule autour de son angle interne et supérieur, par suite duquel l'épine du scapulum est devenue très oblique de bas en haut et de dedans en dehors.

L'angle inférieur et interne du même os fait en même temps une saillie très prononcée, même à travers les vêtements de l'enfant, et semblait comme détachée des parois thoraciques.

Ici, comme pour notre première observation, nous pouvons avoir affaire soit à une paralysie du grand dentelé, soit au contraire à la contracture du rhomboïde et du trapèze.

Dans aucun cas nous ne pouvons noter des signes nets de paralysie localisée à un muscle ou à un groupe musculaire. Cependant les caractères de la déformation que nous avons déjà analysés, c'est à-dire la réductibilité, l'exagération par contraction, la disparition pendant les mouvements des bras, et même par l'action de la volonté, montrent bien qu'il s'agit d'un trouble musculaire, trouble ayant amené la contracture plutôt que la paralysie.

Comme pour le strabisme, en effet, notre première question à résoudre est : nos déformations sont elles dues à une paralysie d'un des muscles du scapulum, ou bien sont elles purement dynamiques, c'est à dire produites par un défaut de synergie musculaire; avons-nous affaire à une paralysie amenant une déformation comparable au strabisme paralytique, ou au contraire à un défaut de synergie des muscles antagonistes produisant des déviations superposables à celles que l'on rencontre dans le strabisme vrai? Comme pour les deux sortes de strabisme, nous trouvons, comme nous l'avons vu, des signes qui nous permettent de pencher vers la contracture. A ces signes nous ajouterons la disparition brusque des déformations, terminaison que nous n'aurions pas èu si nous avions eu affaire à une paralysie.

La connaissance de ce trouble, que nous ne croyons pouvoir être autre chose que de la contracture, nous permettra d'éloigner de notre diagnostic les tics et les troubles paralytiques que l'on trouve signalés à la période de déclin de la chorée.

La contracture brusque que nous avons remarquée plusieurs fois chez nos malades ressemble, tant au point de vue de la brusquerie que de la localisation, à la maladie des tics; mais dans cette dernière la contracture ne dure jamais autant que chez nos malades, la déformation n'est jamais permanente; c'est une série de déformations que l'on observe, ce n'est pas une déformation; c'est une série de mouvements d'élévation et d'abaissement que nous ne trouvons pas chez nos malades.

La maladie des tics s'accompagne, en outre, de troubles mentaux bien spéciaux : idées fixes, phobies, folie du doute, arythmomanie, onomatomanie; la cropolalie est fréquente; or, nous ne trouvons rien dans nos observations qui se rapproche de ces caractères.

Si nos malades présentent certains tics, les déformations qui nous occupent ne peuvent en être rapprochées; au contraire, ils nous serviront à dégager la vraie nature de la maladie, c'est à dire l'hystérie, dont ils ne sont le plus souvent que la seule manifestation dans le jeune âge.

Si l'on admet la chorée comme une manifestation hystérique précoce, ce qui paraît le plus généralement admis à l'heure actuelle, nous n'aurons pas à différencier nos déformations de celles qu'auraient pu produire des manifestations tardives de la chorée; mais rappelons, toutefois, qu'il est bien difficile, par nos moyens actuels, de faire la part de ce qui, dans nos observations, pourrait dépendre de la chorée considérée comme une maladie différente de l'hystérie, dont nous pensons n'avoir eu que des manifestations sous les yeux.

Un court historique de l'hystérie infantile nous permettra de rattacher nos troubles musculaires à leur vraie cause.

C'est vers 1880 que l'éminent professeur de la Salpêtrière, en établissant nettement les limites, les formes et le traitement de l'hystérie, décrivit la névrose chez l'enfant, qu'il étudia non seulement dans sa forme convulsive, mais dans ses formes larvées plus difficiles à dépister.

Depuis cette époque, de nombreux travaux ont paru sur cette question, tant en France qu'à l'étranger, et aujourd'hui tous les auteurs sont d'accord pour admettre que, rare avant cinq ans, l'hystérie devient fréquente de cinq à quinze.

En cherchant chez nos malades des signes qui puissent orienter notre diagnostic, nous trouvons sinon toujours des stigmates permettant de découvrir « la grande trompeuse », du moins un ensemble de symptômes qui font justement partie de ces signes si bien décrits aujourd'hui sous le nom de formes larvées de l'hystérie.

Chez deux de nos fillettes, nous trouvons au début la chorée ; or, d'après les stigmates hystériques que nous retrouvons chez elles, il nous semble avec Dejenire, Lannois, Comby, Perret, Merklen, etc., que cette chorée doit être rattachée à l'hystérie. Les limites de notre travail ne nous permettent pas d'entrer dans la discussion de cette manière de voir, qui semble de plus en plus vraisemblable et qui, chaque jour, devant des faits nouveaux, paraît de moins en moins incontestable.

Dans l'observation I, en dehors de la contracture amenant la déformation et sur laquelle nous reviendrons, la malade nous montre de ces petits signes que l'on a dénommés hystérie fruste, hystérie à l'état naissant.

Les troubles psychiques, la facilité de rire et de pleurer, ses aptitudes à apprendre vite et à oublier de même, les zones d'hyperesthésie ; les crises de toux apparaissant à l'occasion d'une émotion et persistant quelquefois une journée ou revenant par accès, nous semblent suffisants pour considérer notre malade comme atteinte d'une hystérie précoce dont la déformation de l'épaule n'est qu'une manifestation, sur laquelle nous reviendrons.

Dans notre seconde observation, on ne peut nier l'hystérie. Nombreuses, en effet, sont les manifestations qu'on ne pourrait rattacher à aucune autre cause. La diminution de la sensibilité pharyngienne, les zones hystérogènes, cette algie mastoïdienne, assez douloureuse et assez persistante pour amener une trépanation qui n'amène aucun résultat, et que l'on fait disparaître ensuite par persuasion, nous paraissent suffisantes, elles aussi, pour ne pouvoir discuter le diagnostic d'hystérie.

Dans la troisième observation nous n'avons pas de renseignements suffisants, mais le tempérament éminemment nerveux de l'enfant, la toux spasmodique, les crises nerveuses de diverses formes qu'elle avait présentées ne peuvent, il me semble, faire hésiter sur le diagnostic.

Dans les trois cas, d'ailleurs, la marche de l'affection et surtout sa disparition et sa réapparition doivent encore nous la faire rattacher à l'hystérie dans ses formes simulant des affections organiques, et plus particulièrement celles qui sont spéciales à l'enfance. C'est aux mêmes causes que pour nos observations (contracture musculaire), que sont dus la pseudo-coxalgie, le torticolis hystérique, le pseudo mal de Pott, la pseudo-scoliose, la pseudo cyphose, toutes manifestations de l'hystérie infantile, qui ont un caractère commun, celui de se présenter d'une façon trompeuse, de sorte que, non seulement on n'est pas porté à la soupçonner, mais encore le diagnostic est dirigé d'emblée vers une lésion organique.

Noublions pas, cependant, que la jeune hystérique n'est pas plus à l'abri d'une affection organique qu'un enfant atteint d'une lésion matérielle ne l'est de l'hystérie. Rien ne s'oppose à la connexion, il semble, au contraire, qu'une affection organique augmente l'intensité ou amène l'éclosion des accidents hystériques. Aussi convient-il, devant un enfant qui présente des symptômes douteux, de ne pas nier l'hystérie si on a établi l'existence d'une affection organique, comme c'est le cas pour nos deux premières observations, où nous avons signalé une légère scoliose, et où il est évident que l'hystérie a amené une intensité des accidents que l'on rencontre ordinairement dans cette affection.

Il est quelquefois difficile, dans ces cas d'association, de faire la part des deux affections ; cependant, la dissociation a, on le conçoit, une importance considérable pour le pronostic. Des accidents graves en apparence (c'était le cas de nos déformations) seront sans importance si l'on discerne leur nature hystérique ; des troubles au contraire, qui attribués à la névrose seraient considérés comme bénins, doivent être regardés comme sérieux si on leur reconnaît une origine organique.

CONCLUSIONS

I. Il existe une position élevée de l'omoplate qui paraît être due à un trouble de l'équilibre des muscles moteurs de cet os.

II. Elle se manifeste par une élévation de l'os avec bascule de son angle externe, avec ou sans contrac ture appréciable des muscles élévateurs. Ce déplace ment, tout en existant à l'état habituel, peut être facilement corrigé par une pression des mains ou par l'exécution des mouvements volontaires du bras. Il est hors de proportion avec la très légère scoliose qui coexiste ordinairement et disparaît spontanément, parfois d'une manière brusque.

III. Grâce à ces caractères, il est facile à distinguer en clinique, de l'élévation, dite congénitale, de l'omoplate et des déplacements de cet os.

IV. Il s'agit certainement d'un trouble musculaire qui ne nous semble pas être dû à la paralysie d'un muscle scapulaire, mais plus probablement à une contracture ou à une exagération de la tonicité des mus cles rhomboïde, angulaire et trapèze. Cette affection survenant chez des jeunes filles névropathes avérées, et, deux fois sur trois, peu d'années après la chorée, pourrait être considérée comme un trouble moteur consécutif à cette maladie, mais cette hypothèse nous paraît peu vraisemblable, et il nous semble devoir être mis sur le compte de l'hystérie.

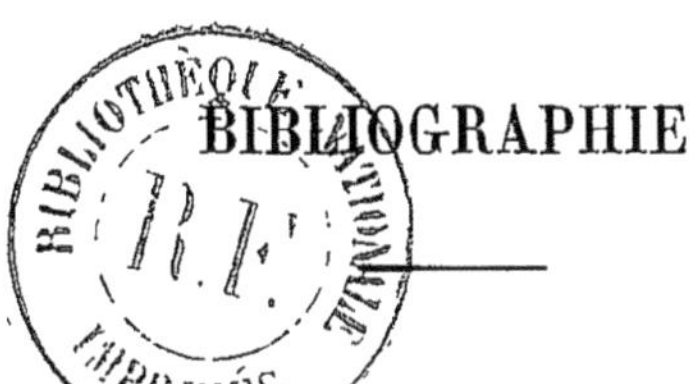

BIBLIOGRAPHIE

LANNOIS, Coxalgie hystérique. Soc. méd. de Lyon. Lyon médical, 19 mars 1899.

BRISSAUD, Leçons sur les maladies nerveuses.

CHARCOT, Hystérie et tics. Diagnostic. Semaine médicale, 1896.

PRAVAZ, Lyon médical, 1874.

WEIL, Scoliose hystérique. Journal de Médecine et Chirurgie pratiques. Février 1893.

GRANET, Associations hystéro-organiques. Montpellier médical, 1892.

PERRET et DEVIC, Chorée et hystérie. Province médicale, 1891.

DUCHENNE DE BOULOGNE. Physiologie des mouvements.

BEZY et VIBENT, Hystérie infantile et juvénile.

TABLE

Lyon. — Imp. A. Rey, 4, rue Gentil — 28330

www.ingramcontent.com/pod-product-compliance
Ingram Content Group UK Ltd.
Pitfield, Milton Keynes, MK11 3LW, UK
UKHW020409220726
13923UKWH00004B/1836